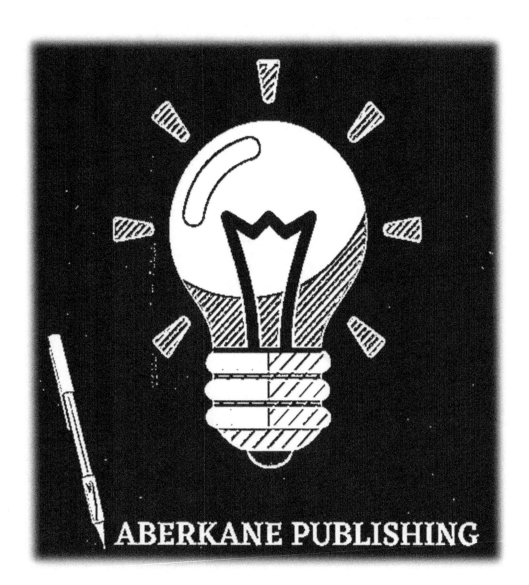

ABERKANE PUBLISHING

THIS EXERCISE BOOK
BELONGS TO:

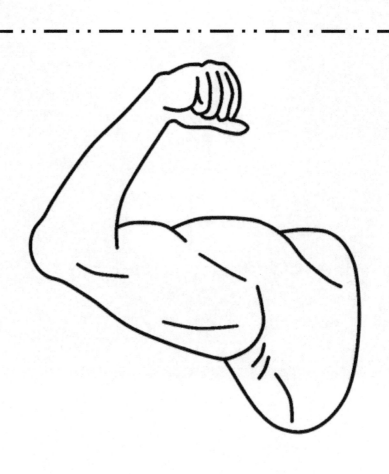

Notice:

- Before starting training, do not forget to warm-up:
(Jump rope, Jumping jack, Burpees…).

- Stretch your muscles before you start and when you finish.

- Make sure there is no muscle injury before you exercise.

Good luck

<u>Important note:</u>

Our training program focuses
on all your physical aspects:

**Muscle strength, size, endurance,
flexibility, agility.**

•Pay attention to the number
of repetitions and rounds.

•Rest **30 to 90 seconds** between
every two rounds.

•Rest **60 to 150 seconds** between
two different exercises.

DAY ①

SQUATS

12 REPS /// 3 SETS

PUSH-UPS

12 REPS /// 3 SETS

MOUNTAIN CLIMBERS

60 SECONDS /// 2 SETS

SUPERMAN HOLDS

60 SECONDS /// 2 SETS

REST DAY

NOTES:

DAY ②

REVERSE LUNGES

12 REPS /// 3 SETS

WIDE-GRIP PUSH-UPS

12 REPS /// 3 SETS

STANDING OBLIQUE CRUNCHES

60 SECONDS /// 2 SETS

BACK BOWS PULLS

60 SECONDS /// 2 SETS

REST DAY

NOTES:

DAY ③

SPLIT SQUATS

12 REPS /// 3 SETS

DIAMON PUSH-UPS

12 REPS /// 3 SETS

PLANK-JACKS

60 SECONDS /// 2 SETS

WALL SLIDES

60 SECONDS /// 2 SETS

REST DAY

NOTES:

DAY ④

SIDE STEP SQUATS

12 REPS /// 3 SETS

PIKE PUSH-UPS

12 REPS /// 3 SETS

BICYCLE CRUNCHES

60 SECONDS /// 2 SETS

REVERSE SNOW ANGEL

60 SECONDS /// 2 SETS

REST DAY

NOTES:

_____

_____

_____

_____

_____

_____

_____

DAY (5)

JUMPING LUNGES

12 REPS /// 3 SETS

INCLINE PUSH-UPS

12 REPS /// 3 SETS

BIRD DOG

60 SECONDS /// 2 SETS

V-SIT-UPS

60 SECONDS /// 2 SETS

REST DAY

NOTES:

DAY ⑥

SQUATS JUMP

12 REPS /// 3 SETS

PUSH-UP PLUS

12 REPS /// 3 SETS

DEAD BUGS

60 SECONDS /// 2 SETS

DECLINE PUSH-UPS

12 REPS /// 3 SETS

REST DAY

NOTES:

DAY ⑦

SQUAT JACKS

12 REPS /// 3 SETS

CLAP PUSH-UPS

12 REPS /// 3 SETS

LEG RAISE

60 SECONDS /// 2 SETS

CRAB WALK

60 SECONDS /// 2 SETS

WEEK

2

DAY (8)

SQUATS

15 REPS /// 4 SETS

PUSH-UPS

15 REPS /// 4 SETS

MOUNTAIN CLIMBERS

90 SECONDS /// 2 SETS

SUPERMAN HOLDS

90 SECONDS /// 2 SETS

REST DAY

NOTES:

DAY ⑨

REVERSE LUNGES

15 REPS /// 4 SETS

WIDE-GRIP PUSH-UPS

15 REPS /// 4 SETS

STANDING OBLIQUE CRUNCHES

90 SECONDS /// 2 SETS

BACK BOWS PULLS

90 SECONDS /// 2 SETS

REST DAY

NOTES:

DAY (10)

SPLIT SQUATS

15 REPS /// 4 SETS

DIAMON PUSH-UPS

15 REPS /// 4 SETS

PLANK-JACKS

90 SECONDS /// 2 SETS

WALL SLIDES

90 SECONDS /// 2 SETS

REST DAY

NOTES:

DAY (11)

SIDE STEP SQUATS

15 REPS /// 4 SETS

PIKE PUSH-UPS

15 REPS /// 4 SETS

BICYCLE CRUNCHES

90 SECONDS /// 2 SETS

REVERSE SNOW ANGEL

90 SECONDS /// 2 SETS

REST DAY

NOTES:

_____

_____

_____

_____

_____

_____

_____

DAY (12)

JUMPING LUNGES

15 REPS /// 4 SETS

INCLINE PUSH-UPS

15 REPS /// 4 SETS

BIRD DOG

90 SECONDS /// 2 SETS

V-SIT-UPS

90 SECONDS /// 2 SETS

REST DAY

NOTES:

DAY (13)

SQUATS JUMP

15 REPS /// 4 SETS

PUSH-UP PLUS

15 REPS /// 4 SETS

DEAD BUGS

90 SECONDS /// 2 SETS

DECLINE PUSH-UPS

15 REPS /// 4 SETS

REST DAY

NOTES:

DAY (14)

SQUAT JACKS

15 REPS /// 4 SETS

CLAP PUSH-UPS

15 REPS /// 4 SETS

LEG RAISE

90 SECONDS /// 2 SETS

CRAB WALK

90 SECONDS /// 2 SETS

WEEK

3

DAY (15)

SQUATS

18 REPS /// 5 SETS

PUSH-UPS

18 REPS /// 5 SETS

MOUNTAIN CLIMBERS

60 SECONDS /// 3 SETS

SUPERMAN HOLDS

60 SECONDS /// 3 SETS

REST DAY

NOTES:

DAY (16)

REVERSE LUNGES

18 REPS /// 5 SETS

WIDE-GRIP PUSH-UPS

18 REPS /// 5 SETS

STANDING OBLIQUE CRUNCHES

60 SECONDS /// 3 SETS

BACK BOWS PULLS

60 SECONDS /// 3 SETS

REST DAY

NOTES:

DAY (17)

SPLIT SQUATS

18 REPS /// 5 SETS

DIAMON PUSH-UPS

18 REPS /// 5 SETS

PLANK-JACKS

60 SECONDS /// 3 SETS

WALL SLIDES

60 SECONDS /// 3 SETS

REST DAY

NOTES:

DAY (18)

SIDE STEP SQUATS

18 REPS /// 5 SETS

PIKE PUSH-UPS

18 REPS /// 5 SETS

BICYCLE CRUNCHES

60 SECONDS /// 3 SETS

REVERSE SNOW ANGEL

60 SECONDS /// 3 SETS

REST DAY

NOTES:

DAY (19)

JUMPING LUNGES

18 REPS /// 5 SETS

INCLINE PUSH-UPS

18 REPS /// 5 SETS

BIRD DOG

60 SECONDS /// 3 SETS

V-SIT-UPS

60 SECONDS /// 3 SETS

REST DAY

NOTES:

DAY (20)

SQUATS JUMP

18 REPS /// 5 SETS

PUSH-UP PLUS

18 REPS /// 5 SETS

DEAD BUGS

60 SECONDS /// 3 SETS

DECLINE PUSH-UPS

18 REPS /// 5 SETS

REST DAY

NOTES:

DAY (21)

SQUAT JACKS

18 REPS /// 5 SETS

CLAP PUSH-UPS

18 REPS /// 5 SETS

LEG RAISE

60 SECONDS /// 3 SETS

CRAB WALK

60 SECONDS /// 3 SETS

WEEK

4

DAY (22)

SQUATS

25 REPS /// 2 SETS

PUSH-UPS

25 REPS /// 2 SETS

MOUNTAIN CLIMBERS

90 SECONDS /// 4SETS

SUPERMAN HOLDS

90 SECONDS /// 4SETS

REST DAY

NOTES:

DAY (23)

REVERSE LUNGES

25 REPS /// 2 SETS

WIDE-GRIP PUSH-UPS

25 REPS /// 2 SETS

STANDING OBLIQUE CRUNCHES

90 SECONDS /// 4SETS

BACK BOWS PULLS

90 SECONDS /// 4SETS

REST DAY

NOTES:

DAY (24)

SPLIT SQUATS

25 REPS /// 2 SETS

DIAMON PUSH-UPS

25 REPS /// 2 SETS

PLANK-JACKS

90 SECONDS /// 4SETS

WALL SLIDES

90 SECONDS /// 4SETS

REST DAY

NOTES:

DAY (25)

SIDE STEP SQUATS

25 REPS /// 2 SETS

PIKE PUSH-UPS

25 REPS /// 2 SETS

BICYCLE CRUNCHES

90 SECONDS /// 4SETS

REVERSE SNOW ANGEL

90 SECONDS /// 4SETS

REST DAY

NOTES:

DAY (26)

JUMPING LUNGES

25 REPS /// 2 SETS

INCLINE PUSH-UPS

25 REPS /// 2 SETS

BIRD DOG

90 SECONDS /// 4SETS

V-SIT-UPS

90 SECONDS /// 4SETS

REST DAY

NOTES:

DAY (27)

SQUATS JUMP

25 REPS /// 2 SETS

PUSH-UP PLUS

25 REPS /// 2 SETS

DEAD BUGS

90 SECONDS /// 4SETS

DECLINE PUSH-UPS

25 REPS /// 2 SETS

REST DAY

NOTES:

DAY (28)

SQUAT JACKS

25 REPS /// 2 SETS

CLAP PUSH-UPS

25 REPS /// 2 SETS

LEG RAISE

90 SECONDS /// 4SETS

CRAB WALK

90 SECONDS /// 4SETS

Our training is done!
You will no doubt have noticed
the difference in your body.
Maintain the fitness you
gained by repeating the
program for several months.

Thank you,
be fit and healthy

Printed in Great Britain
by Amazon

45033137R00037